Al Mahady Toure
Patrick Thonneau
Modibo Keïta

Eficácia´ da cirurgia de triquíase e grau´ de satisfação

Al Mahady Toure
Patrick Thonneau
Modibo Keïta

Eficácia´ da cirurgia de triquíase e grau´ de satisfação

Trichiasis: um fardo adicional

ScienciaScripts

Imprint
Any brand names and product names mentioned in this book are subject to trademark, brand or patent protection and are trademarks or registered trademarks of their respective holders. The use of brand names, product names, common names, trade names, product descriptions etc. even without a particular marking in this work is in no way to be construed to mean that such names may be regarded as unrestricted in respect of trademark and brand protection legislation and could thus be used by anyone.

Cover image: www.ingimage.com

This book is a translation from the original published under ISBN 978-620-6-72332-5.

Publisher:
Sciencia Scripts
is a trademark of
Dodo Books Indian Ocean Ltd. and OmniScriptum S.R.L publishing group

120 High Road, East Finchley, London, N2 9ED, United Kingdom
Str. Armeneasca 28/1, office 1, Chisinau MD-2012, Republic of Moldova, Europe
Printed at: see last page
ISBN: 978-620-8-33011-8

Agradecimentos :

A toda a administração da Universidade Senghor, bem como ao corpo docente, encontram nesta obra a expressão do nosso mais sincero agradecimento pelos esforços que desenvolveram para nos proporcionar uma formação de qualidade.

Ao nosso antigo Chefe de Departamento, **Dr. François Marie LAHAYE**; A si, **Dr. Patrick THONNEAU**, nosso Chefe de Departamento;

A si, **Sra. Alice**, chefe do serviço administrativo do departamento; não tenho palavras para expressar o quanto lhe estou grato pela sua disponibilidade, pelo seu apoio, pelos seus conselhos e pela qualidade da sua supervisão na preparação deste trabalho.

Ao **Professor Lamine TRAORE**, Coordenador do programa nacional de saúde ocular e supervisor; gostaria de lhe agradecer o tempo e o interesse que nos dedicou apesar dos seus compromissos e responsabilidades, bem como a todo o pessoal que nos foi disponibilizado para o inquérito (**Sr. Sidiki TOGOLA, Mahamadou. DOUMBIA, Sr. Abdramane BENGALY, Sr. COULIBALY Famolo**).

Gostaríamos de expressar os nossos sinceros agradecimentos à **Sra. Marely KENIERMEN**, antiga Diretora do HKI Mali, por nos ter acolhido na organização e por nos ter fornecido todos os recursos necessários para a realização deste estudo. Gostaríamos também de expressar a nossa gratidão ao Diretor Adjunto, Sr. **Mohamed L. YATTARA**; ao **Dr. Benoît DEMBELE**, Coordenador do programa MTN no HKI Mali; ao **Dr. Modibo KEITA**, Co-supervisor e coordenador do projeto de tracoma no HKI Mali; ao **Dr. Seydou Goïta**, Coordenador do projeto de Filariose Linfática no HKI Mali; ao **Dr. Fama KONDO, Chefe de Pessoal Adjunto no** HKI Mali. Ao **Dr. Fama KONDO**, Gestor Adjunto do Projeto no HKI Mali; à **Dra. Mama DOUMBIA**, Gestora Adjunta do Projeto no HKI Mali); ao **Dr. Boubacar GUINDO**, Responsável pela Monitorização e Avaliação do Programa MTN no HKI Mali; ao Coordenador Regional do Projeto Hilton, **Sr. Dramane TRAORE** e a todo o pessoal do HKI Mali pelo seu apoio diário. Este trabalho é vosso. Aos médicos chefes, aos chefes do serviço de oftalmologia e a todo o pessoal dos distritos sanitários de Kita e Diéma que se colocaram à nossa disposição para contribuir e apoiar durante a realização deste trabalho, queira aceitar a expressão da nossa mais profunda gratidão.

Gostaríamos de expressar a nossa gratidão aos nossos colegas de promoção pela sua contribuição.

Sessões de assinatura

Dedico este trabalho a: os meus dois pais: o falecido **AL Kalifa e Haoua Idrissa TOURE**; graças a Deus e a vós, estou aqui.

Para a minha mulher, **Fatimata KARABENTA**; que o bom Deus te cubra com a sua graça por todo o teu sacrifício, paciência e apoio, e que abençoe o nosso lar.

Meus filhos, que esta obra influencie a vossa criatividade para fazer sempre melhor, e sirva de referência para servir a humanidade com saúde, prosperidade e sobretudo auto-sacrifício.

Ao meu tio Moussa Idrissa TOURE, pela sua inabalável bênção.

As minhas irmãs (Anna, Hadeye, Hamsa, Fatto, Maimouna, Badji) e os seus maridos, em especial **Abdoulaye M'BAYE**, pelo vosso apoio; e irmãos (Djibril, Sékou, Sabane, Alhousseyni, Alassane), o nosso falecido pai tem orgulho em nós porque sempre me apoiaram, mostrando que a unidade familiar é sagrada. Graças a vós, não tive que me preocupar com nada nos últimos dois anos. Este trabalho é vosso.

Resumo:

Introdução: De acordo com a Organização Mundial de Saúde, a triquíase tracomatosa (TT) é a principal causa evitável de cegueira infecciosa no mundo. É a fase final da evolução do tracoma antes da cegueira. Se não for tratada, a triquíase pode recidivar, levando a uma cegueira irreversível e a mais dificuldades para as famílias.

Objetivo: O objetivo do nosso estudo foi avaliar a qualidade da cirurgia de TT e a satisfação dos pacientes na região de Kayes, no Mali.

[er]**Metodologia: Trata-se** de um estudo transversal realizado de 22 de junho a 1 de julho de 2018 entre 125 pessoas selecionadas aleatoriamente das 492 pessoas operadas por triquíase em 2017 nos distritos sanitários de Kita e Diema, um ano após a operação. Um oftalmologista experiente examinou os olhos utilizando uma lupa com uma ampliação de 2,5 dioptrias e uma lâmpada, para detetar quaisquer recorrências e complicações registadas num questionário padrão. Os cuidados oftalmológicos foram prestados, se necessário, com o consentimento informado do participante.

Resultados: 62% (77/125) dos participantes eram mulheres, com uma maioria acima dos 60 anos (66%, 82/125) e uma mediana de idade de 65 anos, com um mínimo de 31 anos e um máximo de 101 anos. O estudo revelou 14,9% (25/167) de recidivas um ano após a cirurgia, com uma frequência elevada no sexo feminino (72%, 18/25). Os casos de complicações de tipo granulomatoso não foram numerosos (2%) (3/125). O estudo refere ainda que 66% (83/125) dos doentes submetidos a cirurgia de TT receberam Azitromicina imediatamente após a operação. Dos que foram submetidos a cirurgia, 95% (119/125) estavam satisfeitos com o resultado da sua operação, em comparação com apenas 2% (2/125) que não estavam de todo satisfeitos e 3% (4/125) que não tinham opinião.

Conclusão: O nosso estudo mostra que a cirurgia de TT nestes dois distritos é de qualidade aceitável. A cirurgia de TT é uma prioridade na eliminação do tracoma. No Mali, o Programa Nacional de Saúde Ocular e os seus parceiros, incluindo a Helen Keller International, têm vindo a trabalhar desde 2007 para atingir este objetivo. Dado que os estudos demonstraram que não existe ausência de recorrência, a prevenção e/ou redução da ocorrência de complicações garantiria o sucesso de qualquer programa.

Palavras-chave: Cirurgia, triquíase, qualidade, satisfação, Mali

Resumo:

Introdução: De acordo com a Organização Mundial de Saúde, a triquíase tracomatosa (TT) é a principal causa evitável de cegueira de origem infecciosa no mundo. É o último estágio na evolução do tracoma antes da cegueira. Mal operada, a triquíase pode recidivar e continuar a sua evolução para a cegueira irreversível, agravando assim a precariedade das famílias.

Objetivo: O nosso estudo teve por objetivo avaliar a qualidade da cirurgia de TT e a satisfação dos pacientes na região de Kayes, no Mali.

Metodologia: Este foi um estudo transversal realizado de 22 de junho a 1 de julho de 2018 com 125 pessoas selecionadas aleatoriamente de entre as 492 pessoas operadas por triquíase em 2017 nos distritos de saúde de Kita e Diema um ano após a intervenção. Um oftalmologista experiente examinou os olhos com uma lupa de ampliação de 2,5 dioptrias e uma lâmpada para detetar possíveis recorrências e complicações registadas num questionário padrão. Os cuidados oftalmológicos foram prestados, quando aplicável, com o consentimento informado do participante.

Resultados: As mulheres constituíram 62% (77/125) dos participantes, com uma maioria acima dos 60 anos de idade 66% (82/125) e uma mediana de idade de 65 anos, com um mínimo de 31 anos e um máximo de 101 anos. No estudo, 15% (25/167) das recorrências ocorreram um ano após a cirurgia, com uma frequência elevada nas mulheres, 72% (18/25) das recorrências. Os casos de complicações do tipo granuloma não foram numerosos: 2% (3/125). O estudo também indicou que, entre os beneficiários de cirurgia de TT, 66% (83/125) receberam azitromicina imediatamente após a cirurgia. Entre os beneficiários da cirurgia, 95% (119 /125) estavam satisfeitos com o resultado da sua operação, em comparação com apenas 2% (2 /125) que não estavam nada satisfeitos e 3% (4 /125) que não tinham opinião.

Conclusão: O nosso estudo mostra que a cirurgia de TT nestes dois distritos é de qualidade aceitável. De facto, a cirurgia de TT é um eixo prioritário na eliminação do tracoma. No Mali, o Programa Nacional de Saúde Ocular com os seus parceiros, incluindo a Helen Keller International, tem vindo a trabalhar desde 2007 para atingir este objetivo. Uma vez que os estudos demonstraram que não pode haver recorrência, a prevenção e/ou redução da ocorrência de complicações seria uma chave para o sucesso de qualquer programa.

Palavras-chave: Cirurgia, Trichiasis, Qualidade, satisfação, Mali

Lista de acrónimos e abreviaturas :

AMO: Assistente médico de oftalmologia

CHANCE: Cirurgia da triquíase, Antibioticoterapia para tratar a infeção por Chlamydia trachomatis, Limpeza facial e Mudança ambiental.

CSRef: Centro de saúde de referência

HKI: Helen Keller International

ODK: Kit de dados abertos

OMS: Organização Mundial de Saúde **ONG**: Organização Não-Governamental **OPT:** Operateur du Trichiasis

PCT: Programa de Controlo do Tracoma **PNSO:** Programa Nacional de Saúde Ocular **TSO:** Técnico Superior de Oftalmologia **TT:** Triquíase Tracomatosa

Conteúdo:

Introdução :

[1]Descrito pelos egípcios há mais de 3500 anos, o tracoma é uma das doenças mais antigas que se conhecem. [1]Presente em todos os continentes na primeira metade do século passado, desapareceu completamente dos países industrializados graças à melhoria das condições socioeconómicas e sanitárias desses países. [2–4]Doença tropical negligenciada, o tracoma é a principal causa infecciosa de cegueira a nível mundial. [5]É causado pelo microrganismo *Chlamydia trachomatis*, que se transmite por contacto com as secreções oculares (de toalhas, lenços, dedos e moscas) da pessoa infetada. [6]A medicina moderna estabeleceu a ligação entre as infecções repetidas de Chlamydia trachomatis na infância e a triquíase no adulto. Após anos de reinfecções repetidas, o interior da pálpebra esclerosa e vira-se para dentro (entrópio), com as pestanas a roçarem no globo ocular (triquíase), em particular na córnea. [7]A triquíase tracomatosa é extremamente dolorosa. [8]Se esta triquíase entrópio não for tratada cirurgicamente, pode provocar opacidades da córnea e cegueira irreversível .

[9]O tracoma que causa cegueira só é endémico em zonas onde o acesso à água é difícil, onde há sobrelotação e falta de higiene pessoal e comunitária (devido à falta de latrinas e de instalações sanitárias); viver com uma pessoa infetada e a pobreza em geral são também factores de risco.

As consequências do tracoma ativo aparecem nos adultos. Atingem frequentemente os membros mais vulneráveis das comunidades, as mulheres e as crianças. [8]Nas zonas hiper-endémicas, a doença ativa é mais comum nas crianças em idade pré-escolar, com taxas de prevalência que podem atingir os 60-90% . [8]As mulheres adultas têm um risco muito maior de desenvolver as complicações cegantes da doença do que os homens.

O tracoma é um obstáculo ao desenvolvimento devido à incapacidade e à dependência causadas nas pessoas infectadas. [10]A infeção começa frequentemente na primeira infância e pode tornar-se crónica. A triquíase tracomatosa é responsável pela deficiência visual e cegueira em 1,9 milhões de pessoas, ou seja, cerca de 1,4% dos casos de cegueira total em todo o mundo. [8]A cirurgia atempada da triquíase pode evitar um grande número de casos de cegueira .

O tracoma é um problema de saúde pública em 26 países da Região Africana da

Organização Mundial de Saúde (OMS). [8]Em 2016, mais de 247 000 dos 260 000 casos de triquíase foram operados nesta região, o que representa 95% de todas as operações efectuadas a nível mundial.

O peso do tracoma nos indivíduos e comunidades afectados é considerável. [11]O seu custo económico em termos de perda de produtividade devido à deficiência visual e à cegueira está estimado entre 2,9 e 5,3 mil milhões de dólares (EUA) por ano, 8 mil milhões quando se inclui a triquíase.

[12]No Mali, os inquéritos efectuados desde a década de 1980 mostraram que a prevalência da doença tracomatosa é elevada em muitas regiões, excedendo frequentemente o limiar de 25%. O primeiro exercício de cartografia a nível nacional, efectuado entre 1996 e 1997, revelou uma prevalência muito elevada de 34,9% de tracoma folicular (TF) em crianças com idades compreendidas entre 1 e 9 anos. [13]A região de Kayes foi uma das mais afectadas, com uma prevalência de TF de 42,5% em crianças com idades compreendidas entre 1 e 9 anos e de triquíase tracomatosa (TT) de 3,3% na população. Este levantamento foi feito a nível regional e não a nível dos distritos sanitários.

[14]Em 1997, a OMS criou a Aliança para a Eliminação Global do Tracoma até ao ano 2020 (GET2020).

Para eliminar o tracoma como um problema de saúde pública, um país deve ter, em cada distrito, uma prevalência de triquíase tracomatosa inferior a 0,2% dos adultos com mais de 15 anos (ou seja, aproximadamente 1 caso por 1000 habitantes) e uma prevalência de inflamação tracomatosa folicular inferior a 5% nas crianças de 1 a 9 anos. [5]Para além destas prevalências, a OMS recomenda aos seus países membros a estratégia CHANCE: cirurgia para corrigir a triquíase, antibióticos para tratar a infeção, para a qual é recomendada a azitromicina, limpeza do rosto e alteração do ambiente para interromper a transmissão.

Desde 1998, o Programme National de Lutte contre la Cécité (PNLC), atualmente Programme National de Santé Oculaire (PNSO) no Mali, organiza jornadas de cirurgia da traquíase (quinzenas) pelo menos uma vez por ano nos distritos endémicos. [13]O programa é gratuito desde 2005, graças ao apoio de parceiros técnicos e financeiros que concederam subvenções ao Mali para o ajudar a atingir o seu objetivo de eliminação do tracoma.

Desde 2007, Helen Keller International (HKI), em colaboração com o PNSO, apoia a região de Kayes na luta contra o tracoma. A cirurgia de triquíase foi selecionada como uma atividade prioritária nesta estratégia, com equipas compostas por um Assistente Médico Oftalmológico (AMO) ou um Operador de Triquíase (OPT).

Embora os programas nacionais de saúde ocular estejam a avançar para a eliminação do tracoma com a intensificação do tratamento cirúrgico e a formação de profissionais de saúde em cirurgia de TT, estão a ser levantadas questões sobre a qualidade destas cirurgias. [15]Numerosos estudos sugeriram que a recorrência da triquíase após a cirurgia está parcialmente relacionada com a competência ou o desempenho cirúrgico. [16]Um estudo de doentes submetidos a cirurgia de triquíase na Gâmbia concluiu que as taxas de recorrência ao fim de um ano variavam entre cirurgiões (de 0% a 83%). [17]Na Tanzânia, as taxas de recorrência variaram de acordo com o distrito onde a cirurgia foi efectuada, variando de 16% a 38% .

[18]Na primeira reunião científica mundial sobre o tracoma, realizada em 2012 em Moshi, na Tanzânia, e na sequência de um estudo efectuado pelo Kilimanjaro Centre for Community Ophthalmology, o Carter Centre e o HKI, foram feitas recomendações para melhorar a qualidade da cirurgia da triquíase . [19]Embora o número de casos operados fosse insuficiente, foi dada pouca atenção à qualidade da cirurgia, nomeadamente no que diz respeito ao insucesso pós-operatório após três a seis (3-6) meses ou mesmo um ano.

[20]O reconhecimento da triquíase como uma fase do tracoma e a sua distinção da pseudotricíase levou os médicos de antigamente a utilizar um grande número de tratamentos farmacêuticos e cirúrgicos. [19]No entanto, não só o número de casos operados era insuficiente, como a qualidade do tratamento recebia pouca atenção.

[21]A medida habitual da qualidade da cirurgia de TT é a proporção de olhos operados com recidiva, que varia entre 10% após um ano e 60% após três anos. Distinguem-se duas categorias: recorrência precoce (0-3 meses) devido a factores cirúrgicos e recorrência tardia devido a doença cicatricial progressiva.

[16,17,22,23]Estudos anteriores relataram casos muito frequentes de recorrência. [17]Factores como variações na gravidade relativa da TT pré-operatória, exposição continuada à infeção por *C. trachomatis*, qualidade da formação cirúrgica, volume da cirurgia realizada, técnica cirúrgica e material de sutura podem influenciar os resultados a longo prazo .

Como a formação dos cirurgiões é de qualidade variável e nem sempre adequadamente supervisionada, pode levar a um aumento dos casos de recorrência de TT após a cirurgia. [24]Foi demonstrado que os cirurgiões que efectuam apenas algumas operações de triquíase por mês também tendem a ter maus resultados, o que conduz a um círculo vicioso: poucos doentes, baixa produtividade, má qualidade da operação e resultados irrisórios.

[16]Um outro estudo efectuado em condições operacionais registou uma variabilidade significativa na taxa de recorrência entre cirurgiões (0 a 80%). Por conseguinte, não é fácil encontrar um nível de referência para uma taxa de recorrência universalmente "aceitável", ou sugerir parâmetros de referência categorizados com base numa combinação destes factores.

[25]Quando a triquíase se instala, a cirurgia é a única forma de evitar a deficiência visual e a cegueira .

Quadro concetual:

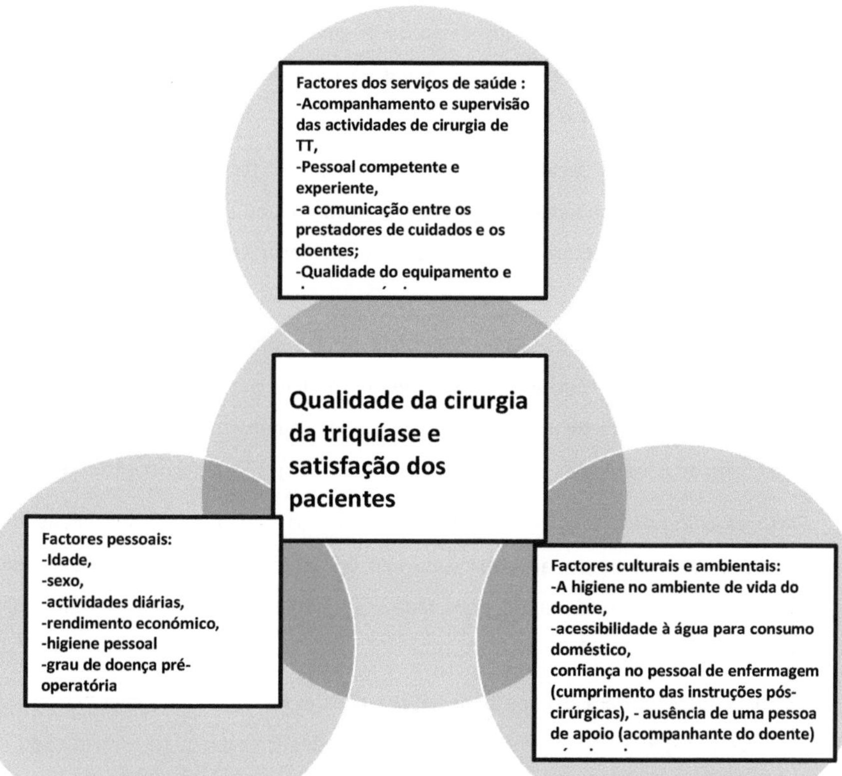

[16,21–23]**Figura 1:** Quadro concetual da triquíase tracomatosa .

Descrição do quadro concetual

Os factores que contribuem para o insucesso ou o impacto na qualidade da cirurgia da triquíase podem ser agrupados em três categorias: factores do serviço de saúde, factores culturais e ambientais e factores do doente.

- **Factores ligados aos serviços de saúde:** trata-se de factores observados e/ou comunicados no âmbito dosistema de saúde que podem ter um impacto na qualidade da cirurgia da triquíase. Estes factores incluem a falta de um mecanismo de acompanhamento dos casos de TT,

deficiências na execução das actividades de cirurgia de TT, supervisão inadequada durante o período da campanha. [17]Outros factores que contribuem para a fraca qualidade da cirurgia de TT são o número de anos de experiência, o baixo número de doentes operados por mês e a falta de domínio da técnica e das competências através de formação contínua.

- **Factores culturais e ambientais**: falta de higiene na comunidade, dificuldade de acesso a água corrente limpa, ausência e/ou não utilização de latrinas, dificuldade de acesso a cuidados e serviços de saúde, prioridade aos tratamentos tradicionais e influência da família.

- **Factores pessoais: Para** além da idade e do sexo, estes factores referem-se às condições pessoais que predispõem ao aparecimento da doença e das suas complicações, incluindo a ocorrência de recidiva pós-cirúrgica da triquíase. A pobreza (baixo rendimento económico) é um dos factores que favorece o aparecimento do próprio tracoma, o não cumprimento das instruções pós-cirúrgicas, o recurso tardio ao tratamento, a falta de higiene pessoal, sem esquecer a biologia humana, que é um fator determinante da saúde. [17]Todos os factores acima enumerados podem influenciar a qualidade da cirurgia de TT.

A questão da aceitabilidade da cirurgia da triquíase é difícil de responder. Tem em conta a existência e a frequência de recidivas à distância da operação, o estatuto dos operadores, que são mais ou menos respeitados pelo público, e o custo financeiro da operação. Além disso, é difícil classificar a cirurgia da triquíase como um procedimento ocular. Além disso, convém notar que a cirurgia da triquíase não tem qualquer efeito milagroso sobre o aparecimento de cataratas. Por último, existem operações de triquíase das quais o doente pode, no entanto, retirar um certo conforto, mesmo que a cegueira seja demasiado avançada para ser incurável (consoante o grau de avanço da doença antes da cirurgia). [6]Todas estas circunstâncias contribuem para desfocar a imagem da cirurgia e do seu impacto, e não encorajam as pessoas a aderir a um programa cujos contornos são vagos em termos de benefícios imediatos e, sobretudo, a longo prazo.

[a18]Assim, a partir da abordagem das equipas móveis com saídas de moto e de carro e dos centros fixos, é a estratégia "porta-a-porta" que está a ser implementada para reduzir a acumulação de triquíases a operar, a fim de atingir o objetivo fixado de menos de 10% de recidivas. [26]Uma das razões para tal é o facto de a recidiva após a cirurgia constituir um obstáculo considerável a uma maior aceitação da cirurgia de TT por parte do doente.

[31]Uma vez que cada programa deve determinar a sua própria referência para a taxa de recorrência máxima aceitável, é necessária mais investigação para melhorar os resultados da cirurgia para pacientes de TT com elevado risco de cegueira e triquíase recorrente.Na ausência de dados publicados sobre este assunto no Mali, realizámos este estudo com o objetivo de avaliar a qualidade da cirurgia (recorrência, frequência de complicações) e o grau de satisfação dos pacientes operados por triquíase tracomatosa na região de Kayes.

.

[1] O número de casos de triquíase que aguardam intervenção cirúrgica no Mali, ou seja, cerca de 7051 em 2016 Programa Nacional de Saúde Ocular do Mali

Metodologia :

1.1. Enquadramento do estudo:

Situado no coração da África Ocidental, o Mali é um país continental. O clima é tropical, com estações secas e chuvosas alternadas, com uma duração média de 5 meses no sul e de menos de 3 meses no norte, bem como grandes variações de temperatura.

A rede de água é constituída por dois grandes rios, o Níger e o Senegal, e serve principalmente o sul e o oeste do país, bem como uma parte do norte.

[27]Em 2018, esta população foi estimada em cerca de 18 milhões, com uma taxa de pobreza de 47,1%, um índice de desigualdade de género de 0,689 e um índice de desenvolvimento humano de 0,419 . A taxa de crescimento da população foi de 3,6%. A maioria da população do país vive em zonas rurais (74,5%). A distribuição espacial é desigual. No último recenseamento, apenas 22,5% da população residente vivia em zonas urbanas. Esta população caracteriza-se também pela sua juventude: 46,6% da população tem menos de 15 anos. A grande maioria da população do Mali é sedentária. [28]Os nómadas representam 0,92% da população e vivem principalmente nas zonas rurais.

O Mali compreende dez regiões administrativas (Kayes, Koulikoro, Sikasso, Ségou, Mopti, Timbuktu, Gao, Kidal, Taoudenit, Ménaka), 49 círculos, o distrito de Bamako (a capital) e 703 comunas. Estas últimas são administradas por colectividades locais.

A região de Kayes é a primeira região administrativa do Mali. A capital da região é a cidade de Kayes. [29]Faz fronteira a sul com a Guiné, a leste com a região de Koulikoro, a norte com a Mauritânia e a oeste com o Senegal.

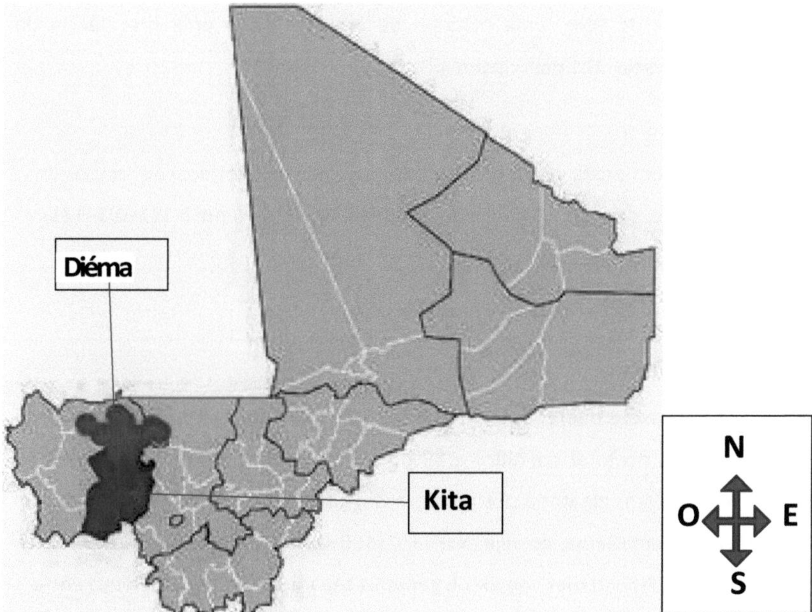

Figura 2: *Mapas sanitários de Kita e Diéma*[30]

O nosso estudo foi efectuado nos distritos sanitários de Kita e Diéma, na região de Kayes, no Mali. Estes dois distritos foram escolhidos porque, durante o período do estudo, apenas estes dois distritos efectuaram operações de triquíase na zona de intervenção do HKI.

1.2. Tipo de estudo:

Trata-se de um estudo descritivo e transversal.

1.3. População do estudo :

[er]Todos os pacientes operados por triquíase tracomatosa nos distritos de Kita e Diéma durante o período de 1 de janeiro a 31 de dezembro de 2017.

1.4. Amostragem :

[bl2]O tamanho da amostra foi calculado com o software Epi info7 utilizando Statcalc com um

---

[2] Estes resultados baseiam-se em relatórios de várias missões de acompanhamento pós-cirurgia realizadas 3

intervalo de confiança de 95%, uma margem de erro de 8% e uma prevalência de recorrência de 28%, ou seja, 121 participantes.

(N = 121 indivíduos).

Considerando que podem existir não respondentes (ausentes ou falecidos) ou recusas de participação n o estudo, calculámos uma margem de 1 0 %, equivalente a 121+0,1 (121). =121+12=133

Para todos os participantes, o método foi probabilístico.

Técnica de amostragem :

De um total de 492 pessoas operadas por TT na região de Kayes em 2017, 403 no distrito sanitário de Kita (82% do total operado) e 89 no distrito sanitário de Diéma (18%), foi utilizada uma amostragem aleatória por ponderação. Isto deu-nos n1=133*0,82=109 em Kita; n2=133*0,18=24 em Diéma, ou seja, N=n1+n2=109+24=133. Em seguida, utilizando a função "ALEA between Boundaries" do Excel, gerámos separadamente um número entre 1 e 403 para o distrito sanitário de Kita e entre 1 e 89 para o distrito de Diéma, de modo a selecionar aleatoriamente os 109 pacientes de Kita e os 24 pacientes de Diéma.

Esta amostragem foi efectuada utilizando a base de dados de cirurgia de TT do PNSO e do HKI.

1.5. Critérios de inclusão :

Qualquer pessoa residente nos distritos de Kita e Diéma, sem distinção, que tenha sido submetida a uma operação de triquíase tracomatosa (TT) durante o período do estudo e cujo consentimento verbal livre e informado tenha sido obtido.

3

1.6. Critérios de exclusão :

As pessoas operadas que não residiam nos distritos de Kita e Diéma não foram incluídas no estudo.

1.7. Critérios de substituição :

---

e 6 meses após as cirurgias Missão TT realizada conjuntamente com o PNSO, o CSRef e o pessoal do HKI

As pessoas impossíveis de localizar geograficamente devido a endereços incompletos ou incorrectos, bem como as pessoas falecidas, foram substituídas com uma margem de 10%.

1.8. Como funciona :

Uma vez elaborado o nosso protocolo de estudo, este foi submetido e validado pela equipa de coordenação do HKI e depois pelo coordenador do programa nacional de saúde ocular do Mali (PNSO). Três equipas de quatro pessoas realizaram o inquérito, incluindo duas equipas no distrito de Kita e uma no distrito de Diéma.

Antes de partirmos para o terreno, realizámos uma sessão de formação e de normalização na sede do HKI.

Todas as equipas tinham à sua disposição um veículo 4x4 com combustível, um telemóvel e unidades de comunicação para telefonar aos participantes na véspera e preparar a entrevista do dia seguinte.

[er]O estudo foi financiado pelo HKI bureau du Mali através do seu Projeto de Eliminação do Tracoma e abrangeu o período de 22 de junho a 1 de julho de 2017. A recolha de dados durou dez dias em Kita e cinco dias em Diéma.

1.9. Benefícios e riscos do estudo :

- **Riscos do estudo:** os riscos foram minimizados através da desinfeção das mãos dos examinadores antes de cada exame e da utilização de luvas de proteção durante os exames de alto risco.
- **As vantagens do estudo:** os casos de recidiva ou de complicações encontrados foram encaminhados para serem tratados por uma missão especial, de acordo com a sua vontade e gratuitamente.

- Outras infecções oculares foram tratadas com pomada de tetraciclina a 1% ou encaminhadas para o centro de saúde mais próximo, se necessário.

1.10. Composição das equipas: as equipas eram constituídas da seguinte forma:

- Um médico assistente de oftalmologia do PNSO foi responsável pelo exame dos olhos. Tinha à sua disposição: lentes de aumento com uma ampliação de 2,5 (dioptrias), uma lanterna, uma solução desinfetante, pomadas de tetraciclina a 1% e cartões de referência.

- Os participantes foram examinados nas suas casas ou numa área sombreada, uma vez que a luz solar intensa produz sombras que dificultam a observação do bordo da pálpebra.
- O exame é efectuado da seguinte forma: o examinador pede ao doente que olhe em frente com os olhos normalmente abertos. Com uma lâmpada eléctrica potente, ilumina o bordo da pálpebra a partir de baixo. De seguida, observa a pálpebra de baixo para cima. Examina o bordo onde estão implantadas as pestanas. Enquanto continua a olhar para baixo e para o lado, procura pestanas apontadas para baixo para ver se alguma está claramente a tocar no globo ocular. Prestou cuidados quando necessário e encaminhou o doente sempre que necessário.

Um entrevistador que compreendia a língua e os costumes locais administrou o questionário num smartphone utilizando a aplicação "ONA" na plataforma Open Data Kit. Estávamos entre os que aplicaram o questionário em equipa.

O questionário era composto por 46 perguntas (ver formulário em anexo) e foi preenchido ao mesmo tempo que os olhos dos participantes eram examinados. Se o mesmo doente tiver sido submetido a várias intervenções cirúrgicas para a triquíase, a avaliação incidiu exclusivamente sobre o resultado obtido na última pálpebra operada durante o período de estudo.

A administração do questionário demorou cerca de 20 minutos e as quatro pálpebras e os quatro globos oculares foram examinados.

A informação foi recolhida diretamente nos smartphones de cada um dos 125 participantes incluídos no estudo.

- foi escolhido um "estafeta/guia da comunidade" a nível local pelo seu conhecimento da localidade e, sobretudo, pelo seu contacto regular com as pessoas incluídas no estudo que vivem na sua área. As suas tarefas consistiam em identificar as casas das pessoas selecionadas aleatoriamente e em entrar em contacto com elas desde o dia anterior ao inquérito. Acompanhou a equipa durante todo o processo.

➢ um supervisor oftalmologista do distrito que não era um dos que tinham sido operados.

1.11. Os parâmetros estudados:

- **Informações gerais:** idade, sexo, olho operado

- **A qualidade da cirurgia***:* foi medida através da avaliação do estado funcional do olho cuja pálpebra tinha sido operada e da existência ou não de lacrimejo, desconforto ou comichão no olho.

- **Sinais de recidiva:** ou seja, remoção de pêlos ou sinais de remoção de pêlos e/ou crescimento de pestanas (especialmente na parte mediana do bordo livre oposto à córnea), existência de pontos.

- **Frequência das complicações pós-operatórias:**

[c4]A existência de um granuloma, a queda da pálpebra que fecha o globo ocular e que exige uma correção excessiva ou mesmo o não fecho total do globo ocular em repouso ao fechar os olhos, mas também um queloide no ponto de sutura. A pálpebra foi também examinada quanto a defeitos de oclusão para verificar se a fenda palpebral não estava a fechar corretamente.

- **Informações sobre a operação:** local da operação, medicação pós-operatória recebida, recomendações ou instruções dadas após a operação.

- **Adesão às práticas preferidas de cuidados pós-operatórios:** tempo necessário para remover a ligadura, local onde a ligadura foi removida, quem removeu a ligadura, tempo necessário para remover a sutura, local onde a sutura foi removida, quem removeu a sutura, cuidados recebidos após a operação.

- [d5]**Satisfação dos doentes:** O objetivo era avaliar o grau de satisfação dos doentes **utilizando a escala de Likert.**

No nosso contexto, era: "A sua visão melhorou depois da operação aos olhos.
"Está satisfeito com a saúde do seu olho após a operação":

---

[4] O termo granuloma designa um tumor benigno de natureza inflamatória, constituído por tecido conjuntivo particularmente rico em vasos e penetrado por células de vários tipos. Pode surgir após uma cirurgia de TT e não é específico de nenhuma doença.

[5] Uma escala de Likert é uma escala de atitudes com 3 a 7 graus, na qual se pede ao indivíduo que exprima o seu grau de concordância ou discordância com uma afirmação.

Discordo completamente, Discordo,

Sem opinião, de acordo,

Concordo plenamente[31]

1.12. Controlo de qualidade :

Para garantir a qualidade dos resultados, informámos os vários membros da equipa sobre os instrumentos de recolha de dados e, após a formação, foi realizado um pré-inquérito a 5 pessoas não incluídas na nossa amostra, a fim de testar os instrumentos de recolha de dados.

Uma vez introduzidos os dados nos Smartphones, estes foram gravados e enviados para a conta da plataforma ODK do PNSO, após duas fases de verificação (a primeira pelos próprios entrevistadores, a segunda pelo supervisor, responsável pelo acompanhamento e avaliação dos projectos no HKI).

1.13. Análise dos dados :

Após a verificação, os dados foram transportados e analisados utilizando o software EPI-INFO 7 e o Microsoft Excel. Para esta análise, contámos com o apoio do nosso supervisor de estágio e do responsável pela monitorização e avaliação do HKI Mali.

Foram calculadas as frequências de recidiva, as proporções percentuais e os intervalos de confiança a 95%. Consistiram essencialmente numa análise das caraterísticas dos doentes que apresentaram uma recidiva, bem como numa análise da frequência das complicações e das respostas dadas pelos doentes operados.

1.14. Considerações éticas :

Este estudo é um meio ideal para otimizar a qualidade da cirurgia da triquíase. Insere-se principalmente no âmbito das actividades do PNSO, pelo que será benéfico e não agressivo. O PNSO esteve envolvido em todo o processo do estudo, razão pela qual o protocolo não foi submetido à comissão de ética.

Para além disso, foi sempre pedida a autorização dos gestores administrativos e de saúde distritais e dos líderes comunitários. A confidencialidade e, acima de tudo, o respeito pelos participantes foram respeitados.

É verdade que este estudo não foi invasivo para os participantes. No entanto, foi feita uma proposta de intervenção para os doentes com recidivas, que foi efectuada por um oftalmologista experiente.

Todos os procedimentos do estudo foram claramente explicados aos participantes para garantir que compreendiam plenamente o objetivo do estudo e para obter o seu consentimento livre e esclarecido individual e verbal. Os direitos e o bem-estar dos participantes foram protegidos, salientando-lhes também que a qualidade dos seus cuidados médicos não seria afetada se recusassem participar neste estudo.

Os nomes dos participantes no estudo e os seus dados pessoais foram mantidos confidenciais. O estudo fornecerá informações para melhorar a qualidade da cirurgia de TT. Esta informação será utilizada pelo PNSO para desenvolver intervenções específicas para melhorar a qualidade da cirurgia de TT com o objetivo final de eliminar o tracoma. Os participantes não receberam qualquer compensação monetária, no entanto, a sua participação foi muito apreciada e bem-vinda.

Consentimento verbal livre e esclarecido :

Para participar no estudo, os objectivos do inquérito foram claramente explicados a cada um dos participantes elegíveis. Foi então solicitado o consentimento informado verbal para participar, embora a realização deste tipo de estudo (essencialmente observacional) não apresentasse qualquer risco para o participante, nem suscitasse quaisquer questões éticas. Todas as pessoas contactadas ficaram muito satisfeitas por participarem e agradeceram o facto de serem tratadas em casa e de poderem voltar um ano mais tarde para ver como tinha corrido a operação, tudo isto gratuitamente.

2. Resultados :

2.1. Recorrência e complicações

Quadro 1: Caraterísticas dos participantes no estudo (N=125)

Caraterísticas		**força de trabalho**	
		N=125	**%**
Distritos	Kita	103	82
	Diéma	22	18
Género	Feminino	77	62
	Masculino	48	38
Faixa etária em anos	35-45	11	9
	46-60	32	25
	61 anos ou mais	82	66
Número de pálpebras operadas por pessoa		(n=167**)	%
	Certo	41	32.8
	Esquerda	42	33,6
	Os dois	84*	33,6
Número de pálpebras operadas com recidiva	Recorrência	25	14,9
Número de recorrências por sexo		(n=25)	
	feminino	18	72
	masculino	7	28
Granuloma	sim	3	2
	não	122	98

**42 pessoas foram operadas às duas pálpebras (42*2=84)*

***41 pálpebras à esquerda, 42 à direita e 42 pessoas para ambas as pálpebras, ou seja (42*2=84), perfazendo um total de (41+42+84=167) pálpebras operadas.*

Das 133 pessoas, 8 não participaram no nosso estudo (3 faleceram; 4 não foram encontradas devido a moradas inexactas ou transcrição incorrecta dos nomes; 1 caso de deslocação do seu local de residência habitual para fora do distrito). Participaram no estudo 125 pessoas submetidas a cirurgia de triquíase; 62% (IC 95% [52,5%-70,2%]) eram mulheres e 66% (IC 95% [57,4%-57,4%]) tinham mais de 60 anos.

74,6%].

O exame das pálpebras operadas revelou cerca de 15% de recidiva (pelo menos uma ou mais pestanas dirigidas para a córnea ou presença de sinais de depilação) um ano após a operação. A incidência de recidiva foi maior nas mulheres (72%).

Apenas 3/167 casos, ou seja, aproximadamente (2%) dos granulomas foram encontrados.

Quadro 2: Informações sobre a cirurgia de TT (N=125)

Informações sobre a operação	força de trabalho	n	%
local de intervenção	Casa do doente	110	88
	Centro de saúde	15	12
Local de remoção do penso	Casa do doente	108	86
	Centro de saúde	17	14
Tempo de remoção do penso (*após a cirurgia*) **(N=110)**[e6]	Um dia	70	64
	Dois a três dias	40	36
Pessoa que retirou o penso	Cirurgião TT	88	70
	Outro profissional de saúde	6	5
	Revezamento comunitário	19	15
	Membro da família	12	10
Tempo de remoção da sutura (número de dias) (N=91)	< 7	19	21
	≥ 7 dias	72	79
Pessoa que retira o fio sutura	Cirurgião TT	97	77
	Outros[f7]	28	23

Em 88% dos casos, as operações de TT foram efectuadas no domicílio do doente e a remoção das suturas foi efectuada pelo cirurgião em 77% dos casos.

[6] Dos pacientes, 110 responderam à pergunta sobre o tempo necessário para a remoção do curativo, que foi de 24 horas após a operação, conforme recomendado pela OMS.

[7] O fio, que não necessita necessariamente de ser removido, pode desintegrar-se ou ser absorvido ao longo do tempo (7) e por outro agente de saúde (21).

Tabela 3: medicação pós-operatória imediata.

Medicação pós-operatória imediata		**Números (N=125)**	
		n	**%**
Azitromicina em comprimidos 250mg	Sim	83	66,4
	Não	38	30,4
	Não me lembro	4	3,2
Paracetamol em comprimidos 500 mg	Sim	106	85
	Não	16	13
	Não me lembro	3	2
Tetraciclina 1% pomada	Sim	121	97
	Não	4	3

Imediatamente após a operação, 66,4% das pessoas operadas receberam comprimidos de azitromicina 250 m g , 85% receberam comprimidos de paracetamol 500 m g , 97% receberam o

Pomada de tetraciclina a 1%.

Tabela 4: Resumo das instruções dadas após a cirurgia.

Instruções pós-operatórias		**Número N=125**	
		n	**%**
Instruções recebidas	Sim	11995	
	Não	6	5
Informações sobre a toma de medicamentos	Sim	9681	
	Não	2319	
Instruções para não tocar no penso	Sim	6353	
	Não	5647	
Informações sobre o regresso do cirurgião para a remoção do ligadura	Sim	8269	
	Não	3731	
Informações sobre o regresso do cirurgião para a remoção da sutura	Sim	6655	
	Não	5345	

Entre os 95% que receberam instruções após a cirurgia, 81% foram informados sobre a toma de medicamentos, 53% sabiam que tocar no olho operado poderia ter consequências, 69% sobre o tempo necessário para remover o penso e 55% sobre a remoção das suturas.

Quadro 5: Impacto da doença na qualidade de vida

Dificuldades n a realização das tarefas quotidianas		Frequência absoluta (N=125)	
		n	%
antes da operação	Sim	109	87
	Não	16	13
Após a operação	Melhorado	118	94
	Sem alterações	7	6

Mais de metade das pessoas entrevistadas (87%, 95% CI [80,0% - 92,5%]) afirmaram que a doença as impedia de realizar as tarefas diárias com facilidade. Após a operação de TT, 94% confirmaram que podiam retomar as suas actividades diárias sem problemas (95% CI [81,9% - 93,7%]).

Tabela 6: Estado da visão, evolução dos sinais e sintomas após a cirurgia (N=125)

Frequência absoluta (N=125)		
Informação sobre sentimentos	**n**	**%**
Melhoria da visão	118	94
Sem melhoria da visão	1	1
Indiferente	5	4
Cegueira antes da operação	1	1
Ausência parcial ou total de sinais/sintomas		
Sim	92	74
Não	33	26

Embora não tenham sido efectuados testes de acuidade visual antes ou depois da operação, 94% das pessoas declararam que a sua visão tinha melhorado após o procedimento de TT. Quanto ao desaparecimento parcial ou total dos sinais e sintomas da doença, 74% dos indivíduos deixaram de se queixar de quaisquer sintomas.

Tabela 7: Frequência dos sinais e sintomas registados antes da cirurgia nos participantes (N=125).

Sinais/sintomas antes da cirurgia		**Frequência absoluta (N=125)**	
		n	**%**
Dor	Sim	65	52
	Não	60	48
Rasgando	Sim	66	53
	Não	59	47
Vermelhidão do olho	Sim	5	4
	Não	120	96
Sensação de corpo estranho no olho	Sim	77	62
	Não	48	38

Com base na forma como os doentes se sentiam antes da operação de TT nas pálpebras, 65 (52%) confirmaram que tinham sentido dor no olho e 77 (62%) uma sensação de corpo estranho no olho (triquíase) devido à fricção das pestanas contra a córnea, 66 (53%) tinham lacrimejo e apenas 5 (4%) se queixaram de vermelhidão do globo ocular.

2.2. Satisfação dos doentes :

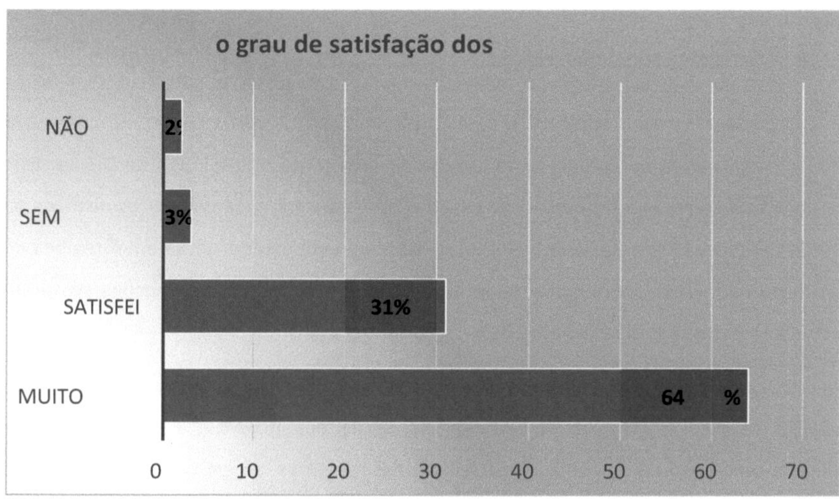

Figura 3: *Satisfação dos beneficiários.*

IC 95% concordo [23,2% - 40,1%]; discordo [0,2% -5,7%] ;

Concordo plenamente [54,9% 72,4%].

Quase todos os pacientes interrogados sobre o seu grau de satisfação com a sua visão ou saúde ocular estavam completamente satisfeitos (64%) e afirmaram que a cirurgia de TT tinha melhorado a sua qualidade de vida (31%), o que perfaz um total de 95% de satisfação.

3. Discussão:

3.1. Caraterísticas sócio-demográficas:

Dos 133 pacientes amostrados entre os 492 operados em 2017 na região de Kayes, 125 pessoas participaram do estudo, sendo (82%) do distrito de Kita e (18%) de Diéma. Esta diferença explica-se pela proporção de pessoas operadas em cada um destes distritos no período definido. É de notar que o HKI, que financiou este estudo, actua em 4 regiões do Mali, incluindo Kayes, no âmbito da luta contra o tracoma. As intervenções só foram efectuadas nestes dois distritos em 2017.

A amostra aleatória era maioritariamente feminina (62%). [32]Esta predominância de mulheres reflecte a previsão epidemiológica da doença no Mali. Pode também ser explicada pelo facto de as crianças, para além das mulheres, serem um dos grupos mais vulneráveis à doença. De notar também que, uma vez infetada a mãe e/ou o filho, estas mães podem reinfectar-se a si próprias e aos seus filhos se não forem tomadas medidas de higiene prévias. Trata-se, portanto, de um ciclo de infeção que dura toda a vida. Quando estas mães atingem uma idade avançada e desenvolvem complicações da doença, são os seus filhos, e muito geralmente as suas filhas, que cuidam delas, daí a predominância de mulheres. Segundo Schémann, num estudo realizado no Mali em 2008, antes dos 20 anos de idade, o tracoma ativo ainda se encontrava em 13,5% das mulheres. A prevalência diminuiu depois rapidamente, para menos de 3% a partir dos 40 anos. A cicatrização conjuntival (CS) foi encontrada em 27% das mulheres examinadas. A prevalência aumentou progressivamente com a idade, atingindo 53,7% após os 70 anos. A prevalência de entrópio-tricíase foi de 2,5% para todas as mulheres do Mali. [1]A curva de frequência da entrópio-tricíase (ET) era semelhante à do tracoma cicatricial, com a prevalência da triquíase a subir acima do limiar de 1% após os 30 anos e a atingir 10% após os 70 anos. [331634]Dados semelhantes foram encontrados por *Négrel et al em Marrocos* em 2000 (63,8%) , mas este resultado é inferior aos encontrados respetivamente por *Burton et al 2005* na Gâmbia (74,5%) , e (66,9%) por *Pearson K et al* 2013 na Etiópia .

Mais de metade dos participantes tinha mais de 60 anos (66%), com uma idade média de 65 anos, com um mínimo de 31 anos e um máximo de 101 anos. [3435]Estes valores são mais elevados do que os encontrados por *Pearson K et al* na Etiópia, com uma idade média de

49 anos em 2013, bem como *por Habtamu Esmael et al na Etiópia em 2016 (47 anos).* [16]São semelhantes às de *Burton et al 2005 na Gâmbia*, com uma idade mediana de 60 anos e um intervalo interquartil de 50 a 70 anos . Esta diferença pode ser explicada quer pela rapidez com que os casos são tratados após as campanhas de eliminação do tracoma na Etiópia, quer pela rápida progressão para TT. Também deve ser lembrado que aproximadamente 70% dos casos cirúrgicos de TT são efectuados na Etiópia.

3.2. Sucesso e recorrência

Caraterísticas das pálpebras operadas no exame clínico:

Todos os casos foram operados com o método de Trabut, uma vez que esta é a única técnica praticada pelos cirurgiões de TT no Mali.

O exame das pálpebras operadas revelou 15% de casos de recidiva um ano após a operação, com uma predominância feminina de (72%), o que se sobrepõe aos 15,8% de recidiva global de *Négrel AD et al em Marrocos, em 1998,* 6 meses após a cirurgia, [33]dos quais 91,2% foram operados pelo método de rotação bilamelar do tarso (RBLT) , mas é muito inferior aos encontrados por *Khandekar R em Omã 2001* num estudo experimental com 56% de todos os casos cirúrgicos recorrentes, dos quais 50.[23]6% dos doentes com electroepilação e 61,8% dos doentes com rotação do tarso. [16]*Na Gâmbia, Burton MJ et al* encontraram 41,3 % de recorrência em 2011 num estudo de coorte sobre os resultados a longo prazo da cirurgia da triquíase. *West ES et al 2005* relataram 28 % num estudo de coorte observacional para investigar os factores de risco de recorrência da triquíase 18 meses após a cirurgia numa área endémica de tracoma na Tanzânia, [36]Este estudo mostrou que o tempo após a cirurgia não era um fator de risco para a recorrência, mas que a frequência da recorrência era significativamente mais elevada do que no nosso estudo. [37]Da mesma forma, *Reacher MH et al Chicago1992 encontraram* uma taxa de recorrência de 20% num ensaio controlado de cirurgia para triquíase tracomatosa da pálpebra superior em Omã (usando rotação tarsal), que é maior do que os resultados do nosso estudo, mas num seguimento de 9 e 21 meses após a cirurgia em 384 pálpebras. [38]Cinquenta e seis olhos tiveram recidiva a um ano com uma prevalência ajustada de (8,8%) e cento e um olhos (15,9%) tiveram recidiva dois anos após a cirurgia com o sexo feminino incriminado por *Khandekar R et al* no estudo dos determinantes da recidiva da triquíase, diferindo a um e dois anos após a cirurgia das pálpebras no Vietname, estes números são comparáveis aos demonstrados no nosso estudo.

[39]O estudo mostrou que, em 64% dos casos, o prazo de um dia para a remoção do penso foi respeitado, em conformidade com as recomendações da OMS, o que reflecte em parte o grau de cumprimento do protocolo para a cirurgia de TT.

[ème39]O estudo mostrou que 73% dos doentes retiraram as suturas em casa e 74% dentro do prazo recomendado, ou seja, 7 dias após a cirurgia de TT (8 dias), como recomendado pela OMS .

[40]Constatamos que, para quase todos os casos, a cirurgia melhorou a qualidade de vida, mesmo em casos de recorrência, como *Palmer SL et al* também demonstraram *em 2014* durante um estudo sobre a avaliação qualitativa da qualidade de vida de mulheres com triquíase em áreas rurais do Níger .No mesmo estudo, todas as vinte e três mulheres entrevistadas disseram que a triquíase é uma "morte em vida" porque causa dor intensa, que afecta a qualidade de vida com uma incapacidade de realizar tarefas diárias, eventos sociais dificultando a vida na comunidade, o que não é sem consequências para o rendimento económico no Níger.

Tratamento sistemático recebido imediatamente após a cirurgia:

[39]Imediatamente após a operação, 66,4% das pessoas operadas tinham recebido azitromicina, tal como recomendado pela OMS. Outros estudos demonstraram os benefícios da toma de azitromicina na redução do risco de recorrência, de acordo com *Zhang H et al* num estudo aleatório *de 2006* sobre o impacto da azitromicina oral na recorrência da triquíase tracomatosa no Nepal ao longo de um ano e mesmo seis meses após a cirurgia, que concluiu que a recorrência era de 28,9% aos 12 meses. [4142]Este estudo também demonstrou que a recorrência era significativamente mais baixa nos doentes com TT grave na linha de base no grupo da azitromicina aos 12 meses, sendo de 10% no grupo da azitromicina e de 13% no grupo da tetraciclina, de acordo com um ensaio clínico aleatório, de máscara única, realizado no sul da Etiópia, uma região onde o tracoma é hiperendémico, por *Woreta F et* al . O grupo tratado com azitromicina apresentou uma redução de 22% na recorrência da triquíase três anos após a cirurgia, em comparação com

o grupo tratado com tetraciclina.[43]Não foi esse o caso, segundo *Burton MJ et al.* que, num ensaio aleatório controlado com azitromicina após cirurgia para triquíase tracomatosa na Gâmbia, verificaram que não havia diferença na recorrência da triquíase entre o grupo tratado com azitromicina e o grupo de controlo. Foram efectuados muitos estudos sobre o resultado pós-operatório da cirurgia de TT, mas poucos deles tiveram em conta o resultado das campanhas de raking. Este foi também o contexto do presente estudo.

Sinais ou sintomas antes e depois da operação:

Embora não tenham sido realizados testes de acuidade visual antes ou depois da operação, com base em auto-relatos, 94,4% das pessoas relataram uma melhoria da visão após o procedimento de TT da pálpebra. [44]Estes resultados são semelhantes aos demonstrados por *Woreta TA et al* 2009, na Etiópia, num estudo sobre o efeito da cirurgia da triquíase na acuidade visual.

Quanto ao desaparecimento completo dos sinais e sintomas da doença e à melhoria da qualidade de vida após a cirurgia de TT, 74% dos indivíduos inquiridos já não se queixavam de quaisquer sintomas.

Com base na forma como os doentes se sentiam antes da operação de TT às pálpebras, 52% confirmaram que tinham sentido dor no olho e 62% que tinham sentido um corpo estranho no olho devido à fricção das pestanas contra a córnea. 53% tinham os olhos lacrimejantes e apenas 4% se queixaram de vermelhidão do globo ocular.

[43]Segundo 74% dos pacientes operados, os sinais ou sintomas da TT desapareceram parcial ou totalmente após a operação, contra 26,4% que tiveram por vezes alguns sinais menores (olhos lacrimejantes) com uma melhoria considerável. Estes resultados são semelhantes aos encontrados por *Burton MJ et al na Gâmbia em 2005*, onde a acuidade visual e os sintomas melhoraram consideravelmente após a cirurgia. [40]A ausência ou redução de sinais ou sintomas após a cirurgia constitui uma melhoria da qualidade de vida mesmo em caso de insucesso *Palmer SL et* al no Níger em 2014 .

3.3. Tipos de complicações:

[3322]Com apenas 3 casos (2,4%) de granuloma relatados no estudo, acreditamos que a cirurgia de TT utilizando o método de Trabut é de qualidade aceitável e que, neste caso, os resultados são encorajadores em contraste com os encontrados por *Négrel AD et al em Marrocos em 2000* com uma taxa de complicações de 9,7% e a formação de granuloma foi registada em 10,5% por Gower et al no estudo sobre a taxa e os factores de risco de resultados desfavoráveis 6 semanas após a cirurgia de triquíase. A frequência de granuloma encontrada no nosso estudo é muito inferior aos 0,6% de granuloma encontrados por *Pearson K et al na Etiópia*, que encontraram outras complicações, tais como defeitos de encerramento da pálpebra 5,5% (95% CI: 3,4-8,4) e entalhe da pálpebra 16,8% (95% CI

[34]13,1-21,1) .

3.4. Satisfação dos doentes:

Quase todos os pacientes questionados sobre o seu grau de satisfação com a sua visão ou saúde ocular estavam muito satisfeitos com a cirurgia de TT, que sentiram ter melhorado a sua qualidade de vida (64%). [45]Esta frequência é inferior aos 86% muito satisfeitos de *Oktavec K C. et al em Omã em 2015*, também 31,2% satisfeitos, ou seja, um total de 95,2% de satisfação. [34]Posteriormente, (Pearson K e na Etiópia, em 2013), num estudo de avaliação da cirurgia de triquíase de base comunitária, a maioria dos participantes referiu estar satisfeita com o tratamento da triquíase a que se submeteram. [46]A nossa taxa de satisfação global é mais elevada do que a de Bowman RJC et al para a cirurgia (88%) na Gâmbia em 2000, após 10 anos de acompanhamento.

Limites e dificuldades:

O objetivo era estudar a qualidade da cirurgia da triquíase, que é puramente descritiva, nos distritos de Kita e Diéma, na região de Kayes, no Mali. Tratava-se também de avaliar a taxa de recorrência, a frequência das complicações e o grau de satisfação dos pacientes operados em 2017, ou seja, após 12 meses. Este estudo foi o culminar de várias missões de acompanhamento pós-cirúrgico efectuadas pelo PNSO com o apoio da HKI, realizadas entre 3 e 6 meses após a cirurgia, com uma amostra reduzida e por zona de saúde, e que nunca foram publicadas.

Como todos os esforços humanos, o nosso estudo também tem as suas limitações, nomeadamente a dimensão daamostra. Como a pesquisa junto dos beneficiários é muito dispendiosa em termos de logística e de tempo, fomos obrigados a aumentar a margem de erro para reduzir a dimensão da amostra.

Mas também houve um viés de memória, dada a idade dos participantes e o tempo decorrido entre a operação e o estudo. Devido à curta duração do curso e aos recursos logísticos e financeiros disponíveis, não nos foi possível fazer melhor. É também de salientar que, embora todos os indivíduos selecionados aleatoriamente tenham concordado em participar no estudo após terem dado o seu consentimento verbal informado, 8 deles não puderam ser encontrados por várias razões: 03 morreram, 05 não puderam ser encontrados devido a moradas incorrectas. Todos os participantes ficaram muito satisfeitos com o facto de terem sido operados em casa, sem qualquer custo para eles, e o facto de voltarem um ano depois para ver como estavam foi uma novidade para eles. E apesar das dificuldades, porque se tratava também de encontrar as pessoas selecionadas até à sua aldeia de residência, muitas vezes nas aldeias e durante o inverno. Por outro lado, a distância que separa estas casas, muitas vezes num raio de 05 a 35 km do centro de saúde, não nos impediu de obter resultados que consideramos de boa qualidade e muito fiáveis.

Os 20 cirurgiões que efectuaram estes procedimentos cirúrgicos de TT estavam todos certificados para a cirurgia de TT de acordo com o método de certificação da OMS. Mas temos de admitir que foi muito difícil estabelecer uma ligação entre os cirurgiões e os doentes que operaram, porque mais de metade (dos doentes operados) já não sabia onde estava o seu cartão de cirurgia de TT. E embora o número de anos de experiência dos cirurgiões variasse, de 4 a 20 anos do mais novo para o mais antigo, não temos ideia do número de casos operados por cirurgião. Sem dúvida, a experiência mais interessante é medida pelo número de operações efectuadas por cada cirurgião, pelo que esta é também uma das limitações do nosso estudo. Por outro lado, os cirurgiões não dispunham de registos pessoais onde anotassem os doentes operados, o que não nos permitiu estabelecer uma relação entre estes últimos e a sua taxa de sucesso. Este facto deveu-se também à inexistência de uma base de dados que relacionasse o cirurgião com os doentes operados. Apesar das suas limitações, os resultados do nosso estudo são comparáveis aos de outros estudos efectuados noutros locais e podem ser aplicados noutros locais.

NB: Pelas razões que se seguem, alguns factores não foram considerados úteis para o estudo:

- A qualidade do material e dos consumíveis utilizados: como o nosso estudo foi efectuado um ano após a operação, não foi possível avaliar este aspeto.
- Higiene pessoal e ambiente de vida do doente: a história natural da doença mostra que ela está ligada à insalubridade e à falta de higiene individual e colectiva, bem como à falta de água. Uma vez no terreno, verificámos que estas mesmas condições se mantinham.
- Ausência de uma pessoa de apoio (acompanhante do doente) no pós-operatório, muito frequentemente pessoas idosas.
- Baixo rendimento económico

Conclusão

O nosso estudo mostra que a cirurgia de TT é de qualidade aceitável nestes dois distritos da região de Kayes, no Mali, com uma taxa de recorrência de 15% e uma satisfação global dos pacientes de 95%. A luta contra o tracoma no Mali, através da implementação da estratégia CHANCE, já não está longe do objetivo GET 2020 da OMS, mas ainda há que envidar esforços no que diz respeito aos factores associados à própria ocorrência do tracoma (promiscuidade, dificuldade de acesso à água, higiene, saneamento, etc.). Dada a importância da cirurgia da triquíase, é necessário um acompanhamento regular e a longo prazo nesta fase de eliminação do tracoma no Mali. Não há dúvida de que a luta contra o tracoma exige uma sinergia de ação de todos os actores do desenvolvimento, bem como o envolvimento da comunidade. O empenhamento dos governos e a forte mobilização das ONG não faltaram. Durante o nosso tempo no terreno, aprendemos que ainda há muito a fazer em termos de desenvolvimento de infra-estruturas rodoviárias e de acesso geográfico e financeiro aos cuidados de saúde. Os pacientes que entrevistámos continuam a viver no mesmo ambiente, pelo que continuam expostos ao tracoma. Enquanto não forem implementadas medidas de higiene e saneamento, e projectos de cirurgia da triquíase - eu ia dizer que deviam mesmo preceder a cirurgia -, receio muito que consigamos pôr fim a este flagelo, que está a arruinar a qualidade de vida de uma população já desfavorecida pela natureza.

Sugestões :

Além disso, o impacto de qualquer cirurgia de má qualidade pode ser profundo. Dado que a cirurgia de TT repetida é tecnicamente muito difícil, dado que uma proporção elevada de recidivas é suscetível de levar a um aumento dos casos de recusa de cirurgia pela comunidade, que atualmente não é negligenciável no nosso país. Acreditamos que :

✓ um outro estudo com mais participantes, em maior escala e com considerações sobre os factores ligados a estas recorrências no Mali, deve ser realizado nesta fase final do combate, dado que o recrudescimento epidemiológico é possível.

✓ Reforçar o acompanhamento pós-operatório a partir de 3 meses ou, no máximo, 6 meses após a operação, a fim de aliviar o mais possível as necessidades dos doentes, o que pode também prevenir ou reduzir a ocorrência de certas complicações, como os granulomas.

✓ Envolver as comunidades em causa através dos chefes das aldeias, representantes de organizações de mulheres, professores, agentes comunitários de saúde, extensionistas de saúde ou outros profissionais de saúde da linha da frente.

✓ Recrutar os doentes que estão satisfeitos com a sua operação à triquíase para os sensibilizar para os casos de recusa e incentivá-los a fazer a operação.

Referências:

1. Schémann J-F. Le trachome : Une maladie de la pauvreté. IRD éditions, 2008 http://books.openedition.org/irdeditions/2420.

2. Bickley RJ, Mkocha H, Munoz B, West S. Identificando as barreiras percebidas pelos pacientes para a cirurgia de triquíase no distrito de Kongwa, Tanzânia. *PLoS Negl Trop Dis 2017*; **11** :1-14.

3. Buchan JC, Limburg H, Burton MJ. Garantia de qualidade na cirurgia de triquíase: uma metodologia. *Br J Ophthalmol* 2011; **95**: 331-334.

4. Taylor HR, Burton MJ, Haddad D, West S, Wright H. Tracoma. *The Lancet* 2014; **384**: 2142-2152.

5. Organização Mundial de Saúde. (OMS) Aliança para a Eliminação Global do Tracoma até 2020. *Wkly Epidemiol Rec relevé Épidémiologique Hebd* 2018 ; **93** :371-80.

6. Moulin AM, Orfila J, Sacko D, Schémann J-F. The fight against trachoma in sub-Saharan Africa - *IRE Éditions* 2006: 152

7. Palmer SL, Winskell K, Patterson AE et al. 'A living death': uma avaliação qualitativa da qualidade de vida entre mulheres com triquíase na zona rural do Níger. *Int Health* 2014; **6**: 291-297.

8. Doenças oculares prioritárias da OMS. https://www.who.int/blindness/causes/priority/fr/index2.htl

9. Organização Mundial de Saúde. Tracoma. http://www.who.int/fr/news-room/fact-sheets/detail/trachoma.

10. Gambhir M, Basáñez MG et al. O desenvolvimento de um modelo estruturado por idade para a dinâmica de transmissão, patogénese e controlo do tracoma. *PLoS Negl Trop Dis* 2009 ; **3** : 462.

11. OMS. Eliminação do tracoma: acelerar a ação para atingir o objetivo. www.trachomacoalition.org/sites/all/themes/report-2016/GET2020_2016_FR.pdf.

12. Bamani S, King JD, Dembele M *et al.* Para onde vamos a partir daqui? Prevalência do tracoma três anos após a interrupção da distribuição em massa de antibióticos nas regiões

de Kayes e Koulikoro, Mali. *PLoS Negl Trop Dis 201 ;* **4** :734.

13. Schémann J-F, Sacko D, Banou A, Bamani S, Bore B, Coulibaly S. Mapeamento do tracoma no Mali: resultados de um inquérito nacional.1998; **76**:8.

14. Programa da Organização Mundial de Saúde para a Prevenção da Cegueira e Planeamento para a Eliminação Global do Tracoma (GET). Genebra: OMS, 1997 http://apps.who.int/iris/handle/10665/66170.

15. Alemayehu W, Kello AB. Cirurgia da triquíase: uma abordagem centrada no paciente. *Jornal de saúde ocular comunitária*. 2015; **12** :14.

16. Burton MJ, Bowman RJC, Faal H et al. Resultado a longo prazo da cirurgia da triquíase na Gâmbia. *Br J Ophthalmol* 2005; **89** :575-579.

17. West ES, Mkocha H, Munoz B, et al. Factores de Risco para Recorrência de Triquíase Pós-Cirúrgica numa Área Endémica de Tracoma. *Invest Ophthalmol Vis Sci* 2005 ; **46** :447-453.

18. Coligação Internacional para o Controlo do Tracoma (ICTC). Trichiasis Psychological Support Guide.2013 publicado online em julho.

19. Kuper H, Solomon AW, Buchan JC, Zondervan M, Mabey D, Foster A. Avaliações participativas de programas de controlo do tracoma em oito países. *Trop Med Int Health TM IH* 2005 ; **10** :764-772.

20. Kostopoulou O, Grzybowski A, Trompoukis C. Triquíase nos tempos antigos. *Clin Dermatol*
2016 ; **34** :521-523.

21. Reacher MH, Muñoz B, Alghassany A, Daar AS, Elbualy M, Taylor HR. A controlled trial of surgery for trachomatous trichiasis of the upper lid. *Arch Ophthalmol.* 1992; **110**: 667-674.

22. Gower EW, Merbs SL, Munoz BE, et al. Taxas e factores de risco para resultados desfavoráveis 6 semanas após a cirurgia de triquíase. *Invest Ophthalmol*. 2011; **52**: 2704-2711.

23. Khandekar R, Mohammed AJ, Courtright P. Recurrence of trichiasis: a long-term follow- up study in the Sultanate of Oman. *Ophthalmic Epidemiol.* 2001; **8:** 155-161.

24. Wondu A, Amir BK. Cirurgia da triquíase: uma abordagem centrada no paciente. *Revisão da saúde ocular comunitária.* 2015; **12**: 2.

25. Traoré L, Moulin AM, Orfelia. Capítulo 8. Quando e como operar a triquíase: indicações, qualidade, delegação, taxa de cobertura, estratégia? In: Schémann J-F, ed. Lutte contre le trachome en Afrique subsaharienne. *IRD Editions*. 2006: 81-87.

26. Khandekar R, Thanh TTK, Luong VQ. Os determinantes da recorrência da triquíase diferem em um e dois anos após a cirurgia da pálpebra no Vietname: um estudo de intervenção de base comunitária. *Oman J Ophthalmol*. 2009; 2: 119.

27. PNUD no Mali. PNUD. http://www.ml.undp.org/content/mali/fr/home.html

28. Inquérito Demográfico e de Saúde. (EDSM V). 2012; publicado online em 2013.

29. Região de Kayes. Wikipedia 2018 publicado online a 1 de maio.https://fr/region de kayes.org.

30. Administração local no Mali. Wikipédia .2019 publicado online a 14 de fevereiro.

31. Escalas LIKERT ou métodos de classificações somadas. https://docplayer.fr/Echelles-de-likert-ou-methode summed rankings.html

32. Schémann J-F, West S. Capítulo 7. Como identificar indivíduos ou comunidades em risco de tracoma e suas complicações que causam cegueira: a luta contra o tracoma na África Subsaariana. *IRD Éditions*. 2006: 61-76.

33. Négrel AD, Chami-Khazraji Y, Arrache ML, Ottmani S, Mahjour J. Qualidade da cirurgia da triquíase no Reino de Marrocos. *Cahiers d'études et de recherches francophones Santé*. 2000; **10**:81-92.

34. Pearson K, Habte D, Zerihun M, et al. Avaliação da cirurgia de triquíase baseada na comunidade no noroeste da Etiópia. *Ethiop J Health Sci* 2013; **23**: 10.

35. Habtamu E, Wondie T, Aweke S, et al. Impacto da cirurgia de triquíase na qualidade de vida: um estudo longitudinal na Etiópia. *PLoS Negl Trop* Dis. 2016; **10**: 1-17.

36. West ES, Mkocha H, Munoz B, et al. Factores de risco para a recorrência de triquíase pós-cirúrgica numa área endémica de tracoma. Invest Ophthalmol Vis Sci 2005; **46**: 447-453.

37. Reacher MH, Muñoz B, Alghassany A, Daar AS, Elbualy M, Taylor HR. A Controlled Trial

of Surgery for Trachomatous Trichiasis of the Upper Lid. Arch Ophthalmol. 1992; **110**: 667-674.

38. Khandekar R, Thanh TTK, Luong VQ. Os determinantes da recorrência da triquíase diferem em um e dois anos após a cirurgia da pálpebra no Vietname: um estudo de intervenção de base comunitária. *Oman J Ophthalmol.* 2009; **2**: 119.

39. OMS/Departamento de Doenças Tropicais Negligenciadas. Cirurgia da triquíase tracomatosa. http://www.who.int/trachoma/resources/fr.

40. Palmer SL, Winskell K, Patterson AE, et al. 'A living death': uma avaliação qualitativa da qualidade de vida entre mulheres com triquíase na zona rural do Níger. *Int Health.* 2014; **6**: 291-297.

41. Zhang H, Kandel RP, Atakari HK, Dean D. Impact of oral azithromycin on recurrence of trachomatous trichiasis in Nepal over 1 year. *Br J Ophthalmol.* 2006; **90**: 943-948.

42. Woreta F, Munoz B, Gower E, Alemayehu W, West SK. Resultados de três anos da cirurgia para triquíase, antibióticos para prevenir o ensaio de recorrência. *Arch Ophthalmol.* 2012; **130**: 427-431.

43. Burton MJ, Kinteh F, Jallow O, et al. Um ensaio aleatório controlado de azitromicina após cirurgia para triquíase tracomatosa na Gâmbia. *Br J Ophthalmol.* 2005; **89**: 1282-1288.

44. Woreta TA, Munoz BE, Gower EW, Alemayehu W, West SK. Effect of Trichiasis Surgery on Visual Acuity Outcomes in Ethiopia (Efeito da cirurgia de triquíase nos resultados da acuidade visual na Etiópia). *Arch Ophthalmol.* 2009; **127**: 1505-1510.

45. Oktavec KC, Cassard SD, Harding JC, et al. Percepções dos pacientes sobre a cirurgia de triquíase: resultados do ensaio clínico de cirurgia da Parceria para a Eliminação Rápida do Tracoma (PRET). *Ophthalmic Epidemiol.* 2015; **22**: 153-161.

46. Bowman RJC, Jatta B, Faal H, Bailey R, Foster A, Johnson GJ. Long-term follow-up of lid surgery for trichiasis in the Gambia: Surgical success and patient perceptions. *Eye.* 2000; **14:** 864-868.

47. Standard TT patient follow-up protocol - english.pdf. *https://hkw.sharepoint.com/sites/kellernet/programs/NTD/Library/Standars/TT/patient/follow-up/protocol*

Apêndices :

Actividades	maio				junho				julho			
Proposta e aprovação do projeto de dissertação												
Revisão da literatura												
Conceber questionários												
Identificação e formação dos entrevistadores												
Recolher e introduzir dados												
Redação do relatório de estágio												
Apresentação do relatório de estágio após validação												
Análise de dados e redação de resumos												

Figura 4: *Cronograma de actividades (diagrama de Gantt)*

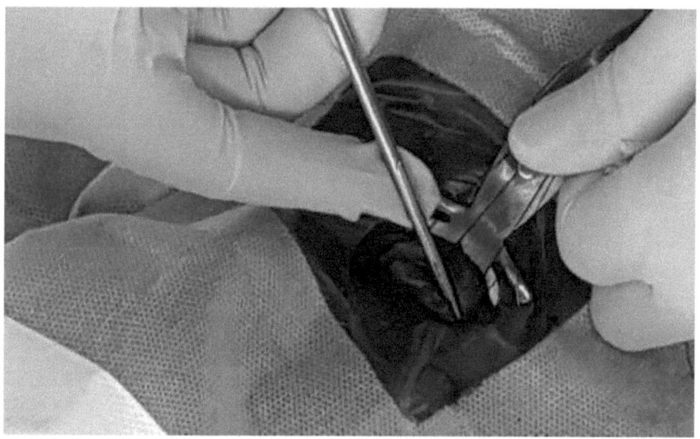

Figura 5: ilustração *da cirurgia da triquíase pelo método de Trabut*

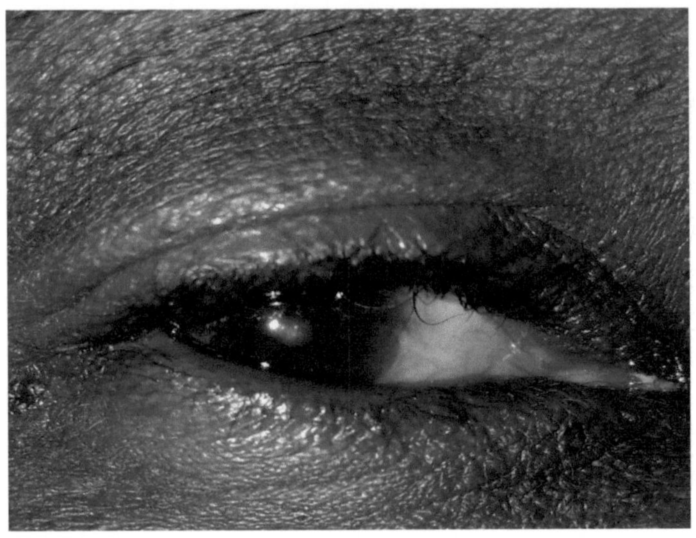

Figura 6: *Ilustração de um caso de recidiva de triquíase com mais do que algumas pestanas dirigidas para o globo.*

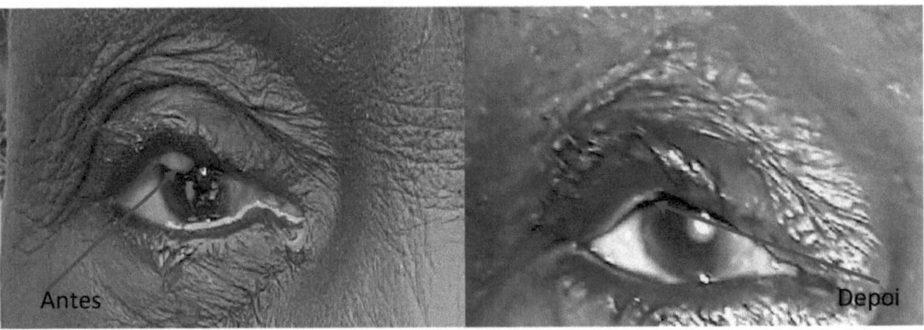

Figura 7: *Um caso de granuloma, numa mulher de 68 anos à data do inquérito, excisado pelo oftalmologista.*

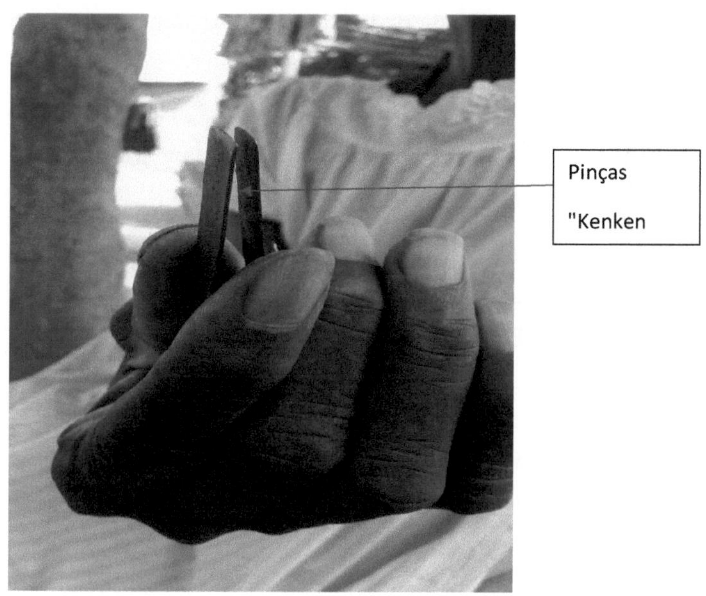

Figura 8: *Ilustração de uma pinça com mais de 40 anos e a sua proprietária, que já foi operada, expressa a sua satisfação.*

Formulário de recolha de dados de acompanhamento após a cirurgia de TT

ID:/_/____/

Nome do entrevistador: /__________

Data do inquérito:/________/____/_/

I. Informações gerais :

1. Distrito :__________________

2. Área da saúde ______________

3. Município _________________

4. Aldeia ____________________

II. Informação ao doente

5. Nome e apelido do doente ____

6. Idade em anos : /_______/

7. Sexo (M/F) :_______________

8. Em que olho é que foi operado?

☐☐OD OG ODG ☐

III. Exame clínico dos olhos

➢ **Olho direito**

Comentários	SIM	NÃO
9. O doente tem triquíase no olho operado?	☐	☐
10. A pálpebra do olho operado tem uma anomalia	☐	☐
11. O olho operado tem um granuloma		
12. O olho operado necessita de sobre-correção	☐	☐
13. **Os pontos ainda estão no sítio** ☐		☐
Outros	☐	☐

Olho esquerdo :

Comentários

	OUI	NON
O doente tem triquíase no olho operado?	☐	☐
A pálpebra do olho operado tem uma anomalia	☐	☐
O olho operado tem um granuloma	☐	☐
O olho operado necessita de uma sobre-correção	☐	☐
Os pontos ainda estão no sítio **Outros**	☐	☐
IV. Informações sobre a intervenção :	☐	☐

14. Local onde foi efectuada a intervenção: centro de saúde:/__________/casa do doente/______/

15. Data da intervenção:/________//___/

16. ☐☐☐Olho operado para TT 1.Direito 2.Esquerdo 3.Ambos

17. ☐☐O olho operado corresponde ao olho comunicado? 1. Sim 2. Não

18. Quem o aconselhou a fazer a operação?________________________________

19. Recebeu algum medicamento após a operação? ☐☐1. sim 2. Não

20. Em caso afirmativo, que medicamentos? (mostrar ao doente os medicamentos e pedir-lhe que identifique os que recebeu - NÃO LER A LISTA ABAIXO)

21.	Azitromicina	☐ 1. sim	☐ 2. Não	☐ 3. não sabe
22.	Paracetamol	☐ 1. sim	☐ 2. Não	☐ 3. não sabe
23.	Tetraciclina 1% pomada	☐ 1. sim	☐ 2. Não	☐ 3. não sabe

V. Informações sobre as recomendações pós-operatórias recebidas

24. Alguém lhe deu alguma recomendação após a operação? ☐☐1. sim 2. não

25. Em caso afirmativo, que informações lhe foram dadas? **(NÃO LER AO PACIENTE) :**

☐ Não tocar no olho operado

Instruções p☐a tomar qualquer medicação recebida

☐ Voltar no dia seguinte para retirar a ligadura

☐ Voltar dentro de 7 dias (após uma semana) para retirar as suturas

☐ Outros :______________________

VI. Adesão às práticas preferidas de cuidados pós-operatórios

26. Quantos dias após a operação foi retirada a ligadura?________________________

Não me lembro ☐

27. Ou foi retirado?

☐☐H ospital ou centro de saúde Em casa Outro ____________________

28. Quem é que retirou a ligadura?

☐☐☐C irurgião Serviços sociais Membro da famíliaOutro __________

29. Quantos dias após a operação foram retiradas as suturas? ____________________

Não me lembro : ☐

30. Onde é que os fios foram retirados? ____________________

☐☐H ospital ou centro de saúde Em casa Outro ____________________

31. Quem retirou as suturas?

☐☐☐C irurgião Serviços sociais Membro da família Outro ____________________

32. ☐☐Voltou ao centro de saúde para receber tratamento para o olho operado (exceto para retirar a ligadura ou as suturas): 1. Sim 2.Não

33. Se sim, porquê? **(NÃO LER AO PACIENTE)**

☐☐I rritação geral do olho operado Lacrimejamento excessivo

☐ Dor

☐ Outros (associados à cirurgia - especificar) ____________________

VII. Satisfação dos doentes :

34. Sente que a sua visão mudou desde a operação?

☐☐☐☐1 . sim 2. não: 3. indiferente 4. não aplicável (para pessoas com uma oclusão completa ou cegueira do olho operado)

35. Se sim, como é que isso mudou?

☐ 1. ☐Melhoria 2.Deterioração Outros ____________________

36. Antes da operação, a sua triquíase dificultava-lhe a realização das suas tarefas diárias?

☐ 1. sim ☐☐ 2 . não 3. Não sei

37. A forma como executa as suas tarefas diárias mudou desde a operação à triquíase?

☐ 1. ☐☐ Melhoria 2.deterioração 3.sem alteraçãoOutros ____________

38. Em caso de melhoria, em que domínio? ____________

39. O olho doía-lhe antes da operação? ☐ 1. sim ☐ 2. não

40. Em caso afirmativo, a intensidade da dor alterou-se desde a operação?

☐☐ 1 . sim 2. não

41. Em caso afirmativo, o que muda?

42. ☐ 1. ☐ Melhoria 2.Deterioração Outros ____________

43. <<A sua visão melhorou após a sua cirurgia ocular>>

☐ 1. Discordo totalmente

☐ 2. Discordar

☐ 3. Sem opinião

☐ 4. Aprovado

☐ 5. Concordo totalmente

44. Recomendaria a cirurgia para a triquíase a alguém com TT?

45. ☐☐☐ 1 . sim 2. não : 3. indiferente

46. Se não, porquê?____________[47]

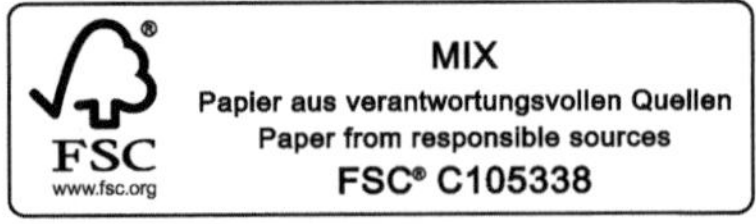

Printed by Books on Demand GmbH, Norderstedt / Germany